ENTRIEGELUNG VERSPANNTER HÜFTBEUGEMUSKELN FÜR ANFÄNGER

Die Schritt-für-Schritt-Anleitung zum Lockern und Stärken Ihrer Hüftbeuger mit Yoga-Posen und Übungen zum Lösen verspannter Hüftbeuger

Mina Mong

INHALTSVERZEICHNIS

KAPITEL 1

EINFÜHRUNG

Hüftbeuger Übersicht
Die Hüftbeuger sind eine Muskelgruppe an der Vorderseite des Hüftgelenks, die hauptsächlich für die Hüftbeugung verantwortlich ist. Diese Gruppe besteht aus mehreren wichtigen Muskeln, einschließlich des Musculus iliopsoas , des Musculus rectus femoris , des Musculus sartorius und des Musculus tensor fasciae latae . Diese Muskeln sind für eine große Bandbreite an Bewegungen unabdingbar, wie etwa das Anheben der Beine, das Vorwärtsbeugen der Hüfte und das Annähern der Knie an die Brust.

Der Musculus iliopsoas , zu dem der Musculus psoas major und der Musculus iliacus gehören , wird gemeinhin als großer Hüftbeuger bezeichnet. Der Muskel entspringt in der unteren Wirbelsäule und im Becken und setzt am Oberschenkelknochen an, wodurch er das Hüftgelenk beugen kann, wenn er sich zusammenzieht. Der Musculus rectus femoris , ein Quadrizepsmuskel, hat die einzigartige Fähigkeit, die Hüfte zu beugen und das Knie zu strecken, was ihn zu einem sehr effektiven Muskel für diese Bewegungen macht. Darüber hinaus hilft der Musculus sartorius , der längste Muskel im Körper, beim Beugen, Abduzieren und Außenrotieren des Hüftgelenks.

Funktion der Hüftbeuger

Die Hüftbeuger spielen eine entscheidende Rolle bei der Bewegung des Hüftgelenks, insbesondere bei der Hüftbeugung. Wenn sich der Oberschenkel in Richtung Bauch bewegt oder wenn sich der Oberkörper in Richtung Oberschenkel bewegt, tritt eine Hüftbeugung auf. Diese Bewegung ist für eine Vielzahl alltäglicher Aktivitäten entscheidend, wie Gehen, Laufen, Treppensteigen und Aufstehen von einem Stuhl.

Neben der Hüftbeugung spielen die Hüftbeugemuskeln auch bei anderen Bewegungen des Hüftgelenks eine Rolle. Zu diesen Bewegungen gehören die Hüftabduktion (das Bein von der Körpermittellinie weg bewegen), die Hüftaußenrotation (den Oberschenkel nach außen drehen) und die Hüftstabilisierung. Diese Muskeln arbeiten mit anderen Muskeln in Hüfte, Becken und Rumpf zusammen, um Stabilität und Gleichgewicht bei dynamischen Bewegungen aufrechtzuerhalten.

Bedeutung bei alltäglichen Aktivitäten

1. Gehen und Laufen: Die Hüftbeuger sind für die reibungslose Bewegung des Beins während des Gangzyklus unerlässlich und ermöglichen eine fließende Schwingbewegung. Verspannte oder schwache Hüftbeuger können die Wirksamkeit dieser Bewegungen erheblich beeinträchtigen, was zu Veränderungen der Körpermechanik und einem erhöhten Verletzungsrisiko führt.

2. Sitzen und Stehen: Wenn Sie viel Zeit im Sitzen verbringen, können Ihre Hüftbeuger durch längeres Verweilen in einer kürzeren Position angespannt und steif werden. Beim

Wechsel von einer sitzenden in eine stehende Position werden die Hüftbeuger aktiviert, um den Körper in eine aufrechte Position zu bringen. Schwache oder angespannte Hüftbeuger können diese Bewegung erschweren und auch Ihre Haltung beeinträchtigen.

3. Aktivieren Sie die Hüftbeuger: Aktivitäten, bei denen die Hüfte nach vorne geneigt wird, wie z. B. das Aufheben von Gegenständen vom Boden, erfordern eine ordnungsgemäße Aktivierung der Hüftbeugemuskeln. Das richtige Maß an Flexibilität und Kraft in diesen Muskeln ist entscheidend, um diese Aufgaben sicher und effizient auszuführen.
4. Das Aufrechterhalten von Gleichgewicht und Stabilität ist entscheidend für Bewegungen, bei denen einbeinige Unterstützung erforderlich ist, wie z. B. Stehen auf einem Bein oder Ausführen von Aktivitäten auf unebenem Untergrund. Die Hüftbeuger tragen dazu bei, indem sie bei diesen Übungen eine Rolle spielen. Schwache Hüftbeuger können möglicherweise Ihr

Gleichgewicht beeinträchtigen und die Sturzgefahr erhöhen.

Bedeutung für die sportliche Leistung

1. Laufen und Joggen: Starke und flexible Hüftbeuger sind entscheidend für die Erzeugung von Kraft und Vortrieb beim Joggen und Joggen. Die Beherrschung der Hüftbeugung ist entscheidend zur Verbesserung von Geschwindigkeit und Leistung, da sie größere Schritte und schnellere Beindrehungen ermöglicht.

2. Springen und Plyometrie : Dynamische Bewegungen beim Springen, Hüpfen und bei plyometrischen Übungen erfordern eine schnelle Hüftbeugung, um einen Aufwärtsschwung zu erzeugen. Starke Hüftbeuger können die Effektivität dieser Bewegungen verbessern und das Verletzungsrisiko senken.

3. Sportler, die Sportarten betreiben, die schnelle Richtungswechsel erfordern, wie etwa Fußball, Basketball und Tennis, sind auf bewegliche, gut entwickelte Hüftbeuger angewiesen, um

Bewegungen rasch einzuleiten und zu ändern. Sportler, die diese Übungen gut beherrschen, wissen, wie wichtig flexible Hüftbeuger sind. Diese Flexibilität ermöglicht es ihnen, ihre Agilität und Manövrierfähigkeit beim Wettkampf auf dem Feld oder Platz mühelos aufrechtzuerhalten.

4. Krafttraining und Gewichtheben: Viele Krafttrainingsübungen wie Kniebeugen, Ausfallschritte und Kreuzheben beinhalten die Hüftbeugung als primäre oder sekundäre Bewegung. Starke Hüftbeuger sind entscheidend für die korrekte Ausführung dieser Übungen, die Sicherheit sowie die Optimierung von Kraft und Muskelwachstum.

Die Hüftbeuger sind entscheidend, um Bewegung zu ermöglichen, Stabilität zu gewährleisten und die sportliche Leistung zu verbessern. Es ist wichtig, diese Muskeln flexibel und stark zu halten, um alltägliche Aufgaben mühelos ausführen, Verletzungen vermeiden und das höchste sportliche Leistungsniveau erreichen zu können. Wenn Sie Ihr Trainingsprogramm um spezielle Dehnungs-, Kräftigungs- und

Beweglichkeitsübungen für die Hüftbeuger ergänzen, können Sie die Gesundheit Ihrer Hüfte erheblich verbessern und Ihre Fähigkeit, sich effektiv zu bewegen, steigern.

KAPITEL 2

Häufige Probleme mit dem Hüftbeuger

Ursachen für verspannte Hüftbeuger

1. Langes Sitzen ist eine häufige Ursache für Verspannungen des Hüftbeugers. Bei langem Sitzen, beispielsweise bei der Arbeit am Schreibtisch oder auf langen Arbeitswegen, können sich die Hüftbeugemuskeln verkürzen. Mit der Zeit kann dies zu Verspannungen und Verhärtungen der Hüftbeuger sowie zu Ungleichgewichten in Muskellänge und -stärke führen.

2. Unzureichende körperliche Aktivität und ein sitzender Lebensstil können zu verspannten Hüftbeugern beitragen. Ständige körperliche Aktivität und regelmäßiges Training sind wichtig, um die Flexibilität und Beweglichkeit der Hüftbeugemuskeln zu erhalten. Wenn Sie nicht sehr aktiv sind, können Ihre Hüftbeuger verspannt werden, da Ihre Muskeln

nicht so stark beansprucht werden
und Ihr Bewegungsbereich abnimmt.

3. Wiederholte Belastung der
Hüftbeugemuskeln durch Aktivitäten
wie Laufen, Radfahren oder
bestimmte falsch ausgeführte
Übungen kann zu Überbeanspruchung
und Überlastungsverletzungen führen.
Wenn Sie Ihrem Körper nicht
genügend Zeit zur Erholung und
Erholung geben, können Ihre
Hüftbeugemuskeln angespannt und
verkrampft werden, was Sie anfälliger
für Beschwerden und Verletzungen
machen kann.

4. Es kann zu
Muskelungleichgewichten zwischen
den Hüftbeugemuskeln und ihren
Gegenmuskeln, wie z. B. den
Gesäßmuskeln und den
Oberschenkelmuskeln, kommen.
Diese Ungleichgewichte können zu
Verspannungen in den
Hüftbeugemuskeln führen.
Ungleichgewichte oder eingeschränkte
Beweglichkeit in den Muskeln um Ihre
Hüfte herum können die Art und
Weise beeinflussen, wie sich Ihr
Körper bewegt, und Verspannungen

in Ihren Hüftbeugemuskeln
verursachen.

5. Eine schlechte Haltung, wie z. B.
eine krumme Haltung oder ein nach
vorne gebeugtes Sitzen, kann zu
verspannten Hüftbeugern führen.
Wenn Sie Schwierigkeiten haben, eine
gute Haltung beizubehalten, kann
dies dazu führen, dass sich Ihre
Hüftbeugemuskeln ständig
verspannen und verkürzen, was zu
Unbehagen und eingeschränkter
Bewegungsfreiheit führt. Eine
Verbesserung der Haltung durch
ergonomische Anpassungen und die
Einbeziehung spezifischer Übungen
kann Verspannungen in den
Hüftbeugern wirksam lösen.

6. Frühere Verletzungen: Frühere
Verletzungen der Hüfte oder der
umliegenden Bereiche, wie Zerrungen,
Verstauchungen oder
Hüftgelenksstörungen, können
kompensatorische Muster und
Verspannungen in den Hüftbeugern
verursachen. Narbenbildung und
verminderte Muskelflexibilität nach
einer Verletzung können zu
anhaltender Verspannung und

Beschwerden im Hüftbeugebereich führen.

Anzeichen für verspannte Hüftbeuger

1. Schmerzen in der Hüfte oder im unteren Rücken können durch verspannte Hüftbeuger verursacht werden, die Beschwerden und Schmerzen in der Hüfte, im unteren Rücken oder im Beckenbereich verursachen. Längere Anspannung dieser Muskeln kann zu Muskelungleichgewichten und Veränderungen der Beckenausrichtung führen, was Schmerzen und Beschwerden verschlimmern kann.

2. Wenn die Hüftbeuger verspannt sind, kann es aufgrund des eingeschränkten Bewegungsbereichs schwierig sein, bestimmte Bewegungen auszuführen, die das Hüftgelenk betreffen, wie z. B. Hüftstreckung oder -abduktion. Wenn Sie Schwierigkeiten haben, Ihr Knie anzuheben oder Ihr Bein nach hinten zu strecken, leiden Sie möglicherweise unter Steifheit oder Verspannung.

3. Schwierigkeiten, die richtige Haltung beizubehalten: Verspannte Hüftbeuger können sich negativ auf die Haltung auswirken und es schwierig machen, aufrecht zu bleiben. Wenn Sie bemerken, dass Sie dazu neigen, sich nach vorne zu lehnen oder Probleme haben, Ihre Wirbelsäule im Stehen vollständig zu strecken, sollten Sie sich vielleicht darum kümmern.

4. Ungleichgewichte in den Hüftbeugern können die Ausrichtung der Hüften und Knie beeinträchtigen und möglicherweise Probleme wie Knievalgus (wenn das Knie nach innen einknickt) oder Hüftimpingement verursachen . Die Behebung von Ausrichtungsproblemen ist entscheidend, um das Verletzungsrisiko zu verringern und allgemeine Bewegungsmuster zu verbessern.

5. Körperliche Beschwerden: Verspannte Hüftbeuger können bei körperlichen Aktivitäten, die Hüftbewegungen erfordern, wie

Gehen, Laufen oder Treppensteigen, Beschwerden oder Schmerzen verursachen. Während dieser Bewegungen können Sie ein Ziehen oder ein Spannungsgefühl an der Vorderseite Ihrer Hüfte oder im Leistenbereich verspüren.

6. Eingeschränkte sportliche Leistung: Verspannte Hüftbeuger können sich negativ auf die sportliche Leistung auswirken und Mobilität, Kraft und Beweglichkeit einschränken. Eine eingeschränkte Mobilität und Funktion der Hüftbeuger kann bei Sportlern zu verminderter Geschwindigkeit, Schnelligkeit und Koordination führen.

Management- und Präventionsstrategien

1. Integrieren Sie regelmäßig Dehn- und Beweglichkeitsübungen, die sich auf die Hüftbeuger konzentrieren, um die Flexibilität und den Bewegungsumfang zu verbessern. Es gibt mehrere Dehnübungen, die durchgeführt werden können, um die Hüftbeuger vor körperlicher Aktivität aufzuwärmen, wie etwa Ausfallschritte und Beinschwünge. Darüber hinaus kann die

Einbeziehung statischer Dehnübungen, wie etwa kniende Hüftbeugerdehnungen und die Taubenstellung, zur Verbesserung der Flexibilität beitragen.

2. Integrieren Sie eine Reihe von Krafttrainingsübungen, die sich auf die Hüftbeuger und ihre Gegenmuskeln konzentrieren. Dies wird dazu beitragen, das Muskelgleichgewicht und die Gesamtfunktion zu verbessern. Es gibt eine Reihe von Übungen, die bei der Stärkung der Hüftbeuger und der sie umgebenden Muskeln hilfreich sein können. Einige Beispiele sind Hüftstöße, Beinheben und Hüftabduktionsübungen.

3. Achten Sie den ganzen Tag über auf Ihre Haltung und bemühen Sie sich bewusst, die richtige Haltung beizubehalten. Es ist wichtig, langes Sitzen oder Stehen in gebückter Haltung zu vermeiden. Versuchen Sie stattdessen, eine optimale Haltung beizubehalten, indem Sie ergonomische Stützen verwenden oder während der Aktivitäten Anpassungen vornehmen.

4. Bauen Sie regelmäßig Bewegungspausen in Ihren Tagesablauf ein. Denken Sie daran, nach langem Sitzen oder sitzenden Tätigkeiten Pausen einzulegen. Stehen Sie auf, strecken Sie sich und bewegen Sie sich, um Ihren Körper aktiv zu halten. Das Hinzufügen kurzer Trainingseinheiten über den Tag hinweg kann hilfreich sein, um Verspannungen und Verhärtungen in den Hüftbeugern vorzubeugen.

5. Integrieren Sie eine breite Palette an körperlichen Aktivitäten und Übungen in Ihren Tagesablauf, um Überlastungsverletzungen und Ungleichgewichte zu vermeiden. Die Teilnahme an einer Vielzahl von Aktivitäten wie Schwimmen, Yoga oder Radfahren kann sich positiv auf Ihre Hüftbeuger sowie Ihre allgemeine Fitness und Beweglichkeit auswirken.

6. Achten Sie auf die Signale Ihres Körpers: Achten Sie auf etwaige Beschwerden oder Verspannungen im Bereich der Hüftbeugemuskulatur und passen Sie Ihre Aktivitäten oder

Übungen entsprechend an. Es ist wichtig, auf Ihren Körper zu hören und bei Bedarf Pausen einzulegen, um eine Verschlimmerung bestehender Verspannungen oder Verletzungen zu vermeiden.

Wenn Sie die Faktoren verstehen, die zur Verspannung des Hüftbeugers beitragen, und wirksame Strategien zur Behandlung und Vorbeugung umsetzen, können Sie Beschwerden lindern, Ihre Beweglichkeit verbessern und die Gesundheit Ihrer Hüfte fördern. Eine konsequente und aufmerksame Pflege Ihrer Hüftbeuger ist entscheidend, um eine langfristige Linderung zu erreichen und zukünftige Probleme zu vermeiden.

KAPITEL 3

Vorteile der Lockerung und Stärkung der Hüftbeuger

Verbesserter Bewegungsumfang und Flexibilität

1. Verbesserter Bewegungsbereich: Durch die Durchführung spezieller Übungen können Sie eine Erweiterung der Flexibilität und einen größeren Bewegungsbereich im Hüftgelenk erfahren. Ein größerer Bewegungsbereich kann dazu führen, dass sich Ihre Bewegungen natürlicher und müheloser anfühlen, was dazu beitragen kann, Steifheit oder Beschwerden vorzubeugen, die Sie bei Ihren täglichen Aktivitäten verspüren können.

2. Haltung verbessern: Straffe Hüftbeuger können eine Rolle bei der Aufrechterhaltung einer korrekten Haltung spielen, die eine neutrale Beckenposition und eine ausgewogene Krümmung des unteren Rückens beinhaltet. Durch eine Reihe spezifischer Bewegungen können Sie

die Flexibilität und Kraft Ihrer
Hüftbeuger verbessern, was
wiederum dazu beitragen kann, Ihr
Becken und Ihre Wirbelsäule neu
auszurichten.

3. Verbessern Sie die funktionelle
Bewegung: Durch das Lockern und
Stärken Ihrer Hüftbeuger können Sie
alltägliche Aufgaben leichter und
effizienter ausführen. Durch die
Durchführung verschiedener
Aktivitäten wie Gehen, Hocken,
Beugen und Heben können Sie die
Flüssigkeit und Natürlichkeit Ihrer
Bewegungen erheblich verbessern,
insbesondere wenn Ihre Hüftbeuger in
Topform sind.

4. Indem Sie die Flexibilität und
Stärke Ihrer Hüftbeuger verbessern,
können Sie das Verletzungsrisiko
erheblich senken. Denn starke,
flexible Hüftbeuger helfen dabei, die
richtige Biomechanik und Ausrichtung
während der Bewegung
aufrechtzuerhalten, was wiederum
das Risiko von Überlastungen,
Verstauchungen und
Überlastungsverletzungen minimiert.
Indem Sie die Beweglichkeit und

Flexibilität Ihrer Hüftbeuger
verbessern, können Sie das
Verletzungsrisiko bei körperlichen
Aktivitäten und Sportarten erheblich
senken.

5. Verbessertes Gleichgewicht und
Stabilität: Starke und flexible
Hüftbeuger können Ihr Gleichgewicht
und Ihre Stabilität erheblich
verbessern, insbesondere bei
Aktivitäten, bei denen Sie sich auf ein
Bein stützen oder dynamische
Bewegungen ausführen müssen.
Indem Sie die Stabilität Ihres Beckens
und Rumpfes verbessern, können Sie
Ihr Gesamtgleichgewicht verbessern
und das Risiko von Stürzen und
Verletzungen verringern.

1. Linderung von Schmerzen im
unteren Rücken: Verspannte
Hüftbeuger können zu Beschwerden
im unteren Rückenbereich beitragen,
indem sie das Becken nach vorne
ziehen und die Krümmung der
unteren Wirbelsäule verstärken.
Durch die richtige Behandlung Ihrer
Hüftbeuger können Sie die Belastung
Ihrer unteren Rückenmuskulatur

effektiv minimieren und so eventuelle Beschwerden lindern.

2. Linderung von Hüft- und Leistenschmerzen: Menschen mit umfassenden Kenntnissen in Übungen können wirksame Lösungen zur Linderung von Hüft- und Leistenschmerzen anbieten . Diese Beschwerden treten häufig bei Aktivitäten auf, die eine Beugung oder Streckung der Hüfte erfordern. Durch Verbesserung der Flexibilität und Entlastung der Hüftbeuger kann der Druck auf das Hüftgelenk und die Leistenmuskulatur wirksam gemindert werden, was zu einer spürbaren Linderung von Schmerzen und Beschwerden führt.

3. Verbesserte Beckenbodenfunktion: Verspannte Hüftbeuger können sich negativ auf die Beckenbodenfunktion auswirken und zu Problemen wie Beckenbodenfunktionsstörungen, Harninkontinenz und Beckenschmerzen führen. Eine Verbesserung der Flexibilität und Stärke der Hüftbeuger kann sich positiv auf den Beckenbereich auswirken und eine bessere

Koordination und Funktion der
Beckenbodenmuskulatur fördern.

4. Das Lockern der Hüftbeuger durch
Dehn- und Beweglichkeitsübungen
kann helfen, Muskelverspannungen
und -spannungen zu lösen,
Beschwerden zu lindern und die
Entspannung der Hüfte und der
umliegenden Muskeln zu fördern.
Regelmäßiges Dehnen ist hilfreich,
um den Aufbau von
Muskelverspannungen und -steifheit
im Laufe der Zeit zu verhindern.

5. Verbesserte Durchblutung und
Durchblutung: Das Lösen der
Hüftbeuger kann die Durchblutung
und Durchblutung der Hüfte und des
umliegenden Gewebes verbessern,
was die Heilung fördern und
Entzündungen reduzieren kann. Eine
verbesserte Durchblutung kann
Stoffwechselabfallprodukte effektiv
entfernen und die Muskeln mit
lebenswichtigem Sauerstoff und
Nährstoffen versorgen, was zu
weniger Schmerzen und Beschwerden
führt.

Maximieren Sie Ihre sportliche Leistung

1. Laufmechanik verbessern: Flexible und gut entwickelte Hüftbeuger sind entscheidend für die Optimierung der Laufmechanik. Dadurch können Sie längere Schritte, eine bessere Hüftstreckung und einen stärkeren Vortrieb erzielen. Indem Sie sich auf Ihre Hüftbeuger konzentrieren, können Sie Ihre Laufökonomie und -leistung verbessern, was zu schnelleren Rennzeiten und einem geringeren Verletzungsrisiko führt .

2. Entwickeln Sie mehr Sprungkraft: Flexible und starke Hüftbeuger sind unerlässlich, um die nötige Kraft und Schnelligkeit beim Ausführen von Sprüngen und plyometrischen Übungen zu erzeugen. Indem Sie Ihr Hüftbeugertraining verfeinern, können Sie Ihre Fähigkeit steigern, beim Springen Aufwärtskraft und Höhe zu erzeugen, was zu einer spürbaren Steigerung Ihrer sportlichen Leistungsfähigkeit führt.

3. Verbesserte Beweglichkeit und Richtungswechsel: Starke und flexible

Hüftbeuger können Ihre Beweglichkeit, Schnelligkeit und Richtungswechselfähigkeit erheblich verbessern. Dies ist besonders bei Sportarten wie Fußball, Football und Tennis von Vorteil, bei denen schnelle Richtungswechsel häufig vorkommen. Durch die Entwicklung eines starken und flexiblen Hüftbeugers können Sie Ihre Beweglichkeit und Schnelligkeit erheblich verbessern, was Ihnen einen erheblichen Vorteil bei Sport und Wettkämpfen verschafft.

4. Verbesserte Rumpfstabilität: Die Hüftbeuger spielen eine wichtige Rolle bei der Stabilisierung des Beckens und Rumpfes bei dynamischen Bewegungen und Übungen. Indem Sie sich auf Hüftbeugerübungen konzentrieren, können Sie die Rumpfstabilität verbessern und Ihr Verletzungsrisiko bei intensiven körperlichen Aktivitäten und Sportarten minimieren.

5. Verbessern Sie Ihre allgemeine sportliche Leistung: Indem Sie Ihrem Trainingsprogramm Übungen zur Stärkung und Lockerung der Hüftbeuger hinzufügen, können Sie

Ihre sportliche Leistung in verschiedenen Sportarten und Aktivitäten verbessern. Starke und flexible Hüftbeuger sind entscheidend für die Optimierung der Bewegungseffizienz, der Kraftproduktion und der Verletzungsresistenz. So können Sie Ihre Höchstleistung erreichen und Ihre sportlichen Ziele erreichen.

Die Vorteile des Lockerns und Stärkens Ihrer Hüftbeuger gehen weit über die bloße Verbesserung der Beweglichkeit, Schmerzlinderung und Verbesserung der sportlichen Leistung hinaus. Unter Anleitung eines Fitnessprofis können Sie Ihre Hüftgesundheit verbessern, funktionelle Bewegungsmuster verbessern und Ihr volles sportliches Potenzial entfalten, indem Sie spezielle Dehn-, Kräftigungs- und Beweglichkeitsübungen in Ihr regelmäßiges Trainingsprogramm einbauen. Unabhängig von Ihrem Fitnessniveau oder Ihren Zielen kann die Pflege Ihrer Hüftbeuger Ihre allgemeine Gesundheit und Ihr Wohlbefinden erheblich verbessern. Egal, ob Sie ein Profisportler sind, jemand, der zum Spaß trainiert, oder einfach nur nach Linderung von Schmerzen und Beschwerden suchen, die Pflege der Hüftbeuger ist unerlässlich.

KAPITEL 4

Die Hüftbeugemuskeln verstehen

Die Hüftbeuger sind eine Muskelgruppe an der Vorderseite des Hüftgelenks. Sie spielen eine entscheidende Rolle beim Beugen des Oberschenkels in Richtung Bauch. Um ein umfassendes Verständnis der Hüftbeuger zu erlangen, muss man die beteiligten Muskeln, einschließlich ihres Ursprungs, Ansatzes und ihrer Aktionen, gründlich kennen.

1. Der Iliopsoas ist eine Kombination aus dem großen Psoas- und dem Iliacus -Muskel. Der große Psoas-Muskel beginnt in den Lendenwirbeln und setzt am kleinen Trochanter des Oberschenkelknochens an. Der Iliacus- Muskel hingegen entspringt in der Beckengrube und setzt ebenfalls an derselben Stelle an wie der große Psoas . Der Iliopsoas ist eine entscheidende Muskelgruppe, die eine wichtige Rolle bei der Hüftbeugung spielt und es dem Oberschenkel ermöglicht, sich in Richtung Bauch zu bewegen. Der gerade Oberschenkelmuskel ist ein Muskel,

der zur Quadrizeps-Muskelgruppe
gehört

. Der Muskel entspringt an einer
bestimmten Stelle im Becken und
setzt an der Kniescheibe und dem
Schienbein an. Tuberositas über eine
Sehne. Der Rectus femoris streckt
nicht nur das Knie, sondern fungiert
auch als Hüftbeuger, wenn das Knie
gestreckt ist.

Der Musculus sartorius ist für seine
beeindruckende Länge bekannt, die
sich vom Becken bis zum Schienbein
erstreckt. Dieser Muskel ist für
Bewegungen der Hüft- und
Kniegelenke verantwortlich, wie
Beugung, Abduktion und
Außenrotation des Hüftgelenks.

Rolle bei der Körperbewegung

Die Hüftbeuger sind für eine Vielzahl
von Körperbewegungen unabdingbar,
wie Gehen, Laufen, Treppensteigen
und alltägliche Aktivitäten. Diese
Übungen zielen auf das Hüftgelenk ab
und bewegen insbesondere den
Oberschenkel in Richtung Bauch.
Darüber hinaus spielen die

Hüftbeuger bei mehreren anderen Bewegungen des Hüftgelenks eine Rolle , einschließlich der Bewegung des Beins von der Körpermittellinie weg, der Außenrotation des Oberschenkels und der Stabilität.

Beim Gehen oder Laufen spielen die Hüftbeuger eine entscheidende Rolle beim Anheben des Beins und der Vorwärtsbewegung des Körpers. Sie helfen auch dabei, während dieser Aktivitäten Gleichgewicht und Stabilität zu bewahren, insbesondere beim Wechsel von einem Bein auf das andere.

Bei Aktivitäten, die das Treppen- oder Abhangsteigen beinhalten, spielen die Hüftbeuger eine entscheidende Rolle, wenn es darum geht, Ihr Bein anzuheben und die Stufe oder das Hindernis zu überwinden. Sie arbeiten mit anderen Muskeln im Unterkörper wie dem Quadrizeps und den Gesäßmuskeln zusammen , um die notwendige Kraft und den nötigen Schwung zu erzeugen.

Selbsteinschätzung

Die Selbsteinschätzung ist ein nützliches Instrument, um verspannte Hüftbeuger zu identifizieren, Ungleichgewichte zu erkennen und Schwächen zu beheben. Sie kann wertvolle Informationen über Ihren Körperzustand liefern und Ihnen helfen, sich auf bestimmte Verbesserungsbereiche zu konzentrieren. Indem Sie ein tiefes Verständnis für die Bewegungen und Empfindungen Ihres Körpers erlangen, können Sie einschätzen, ob Ihre Hüftbeuger etwaige Beschwerden oder eingeschränkte Bewegungsfreiheit, die Sie möglicherweise verspüren, beeinflussen könnten. 1. Verspannte Hüftbeuger erkennen: Anzeichen für verspannte Hüftbeuger können sich als Verspannung oder Beschwerden im vorderen Hüft- oder Leistenbereich, eingeschränkte Bewegungsfreiheit bei Aktivitäten mit Beugen oder Hüftstreckung und Probleme bei Übungen, die Flexibilität erfordern, äußern . Sie können auch ein Druck- oder Ziehgefühl verspüren, wenn Sie versuchen, Ihr Knie zur Brust zu heben oder Ihr Bein nach hinten zu strecken.

2. Ungleichgewichte und Schwächen erkennen: Ungleichgewichte zwischen den Hüftbeugern und ihren Gegenmuskeln, wie z. B. den Gesäßmuskeln und den Oberschenkelmuskeln, können zu dysfunktionalen Bewegungsmustern und einer erhöhten Verletzungsgefahr führen. Anzeichen für Ungleichgewichte oder Schwächen können sich in ungleichmäßigen Bewegungsmustern, Anpassungen während Übungen oder Aktivitäten und verringerter Kraft oder Stabilität in der Hüfte und den umliegenden Muskeln äußern.

Wenn Sie die Flexibilität und Kraft Ihrer Hüftbeuger beurteilen möchten, können Sie einige einfache Tests ausprobieren. Dazu gehören der Thomas-Test, die Hüftbeugerdehnung und die Einbeinbrücke. Diese Tests können helfen, Bereiche zu identifizieren, die möglicherweise spezielle Dehnungs-, Kräftigungs- und Korrekturübungen erfordern, um Verspannungen, Schwächen oder Ungleichgewichte zu beheben.

Ein gründliches Verständnis der Anatomie, Funktion und Selbsteinschätzung der Hüftbeuger ist entscheidend, um die Gesundheit der Hüfte zu maximieren, die Beweglichkeit zu verbessern und das Verletzungsrisiko zu verringern. Wenn Sie die an der Hüftbeugung beteiligten Muskeln und ihre Bedeutung für die Körperbewegung genau kennen und Ihre eigene Flexibilität und Kraft in diesem Bereich einschätzen, können Sie aktiv an der Beseitigung von Verspannungen, Ungleichgewichten oder Schwächen arbeiten. Indem Sie spezielle Dehn-, Kräftigungs- und Korrekturübungen in Ihr Training einbauen, können Sie die Funktionalität Ihrer Hüfte verbessern, Ihre allgemeinen Bewegungsfähigkeiten verbessern und das Verletzungsrisiko bei körperlichen und sportlichen Aktivitäten verringern.

Vorbereitung auf das Training
Machen Sie sich bereit zum Aufwärmen!

Vor jeder körperlichen Aktivität oder

Trainingsroutine ist es wichtig, den Körper mit einem gründlichen Aufwärmen richtig vorzubereiten. Dazu gehört die Integration spezifischer Aufwärmübungen, um die Hüftbeuger und die umgebenden Muskeln richtig auf die körperliche Aktivität vorzubereiten.

Die Bedeutung des Aufwärmens

1. Aufwärmen hat den Vorteil, dass die Durchblutung der Muskeln erhöht wird. Diese erhöhte Durchblutung hilft, die Muskeln mit Sauerstoff und Nährstoffen zu versorgen und gleichzeitig Stoffwechselabfallprodukte zu entfernen. Eine bessere Durchblutung hilft, Ihre Muskeln aufzuwärmen und verringert Ihr Verletzungsrisiko bei körperlicher Aktivität.

2. Verbessern Sie Flexibilität und Bewegungsbereich: Das Integrieren sanfter Aufwärmübungen in Ihre Routine kann dazu beitragen, die Flexibilität zu verbessern und den Bewegungsbereich in den Gelenken, einschließlich der Hüften, zu erhöhen. Mehr Flexibilität kann die Effizienz

Ihrer Bewegung verbessern und das Risiko von Muskelzerrungen oder Gelenkverletzungen während des Trainings verringern.

3. Aufwärmen vor dem Training hilft, das neuromuskuläre System zu aktivieren, die Muskeln auf die Bewegung vorzubereiten und ihre Reaktionsfähigkeit zu verbessern. Durch das Integrieren dieser Übungen können Sie die Muskelaktivierung verbessern, was zu einer besseren Leistung und einer geringeren Wahrscheinlichkeit der Entwicklung von Muskelungleichgewichten oder Ausgleichsbewegungen führt.

4. Mentale Vorbereitung: Aufwärmen ist nicht nur gut für den Körper, sondern ermöglicht Ihnen auch, sich mental auf die bevorstehende Aktivität vorzubereiten. Es hilft Ihnen, Ihre Aufmerksamkeit und Konzentration auf die Beibehaltung der richtigen Form und Technik zu richten. Eine starke mentale Vorbereitung kann Ihre Leistung erheblich verbessern und Ihnen helfen, während Ihres Trainings konzentriert zu bleiben.

Einfache Bewegungen zum
Aufwärmen Ihrer Hüftbeuger

1. Stellen Sie sich mit hüftbreit
auseinander stehenden Füßen hin und
drehen Sie Ihre Hüften in kreisenden
Bewegungen. Wechseln Sie zwischen
Drehungen im und gegen den
Uhrzeigersinn. Diese Übung ist ideal,
um Ihre Hüftgelenke gut geölt und für
jede Art dynamischer Bewegung
bereit zu halten.

2. Stellen Sie sich zum
Ausbalancieren neben eine Wand oder
Stütze und schwingen Sie ein Bein
kontrolliert hin und her, wobei Sie
sich auf die Bewegung des
Hüftgelenks konzentrieren. Das
Durchführen mehrerer
Wiederholungen mit jedem Bein kann
helfen, die Hüftbeuger zu dehnen und
dynamisch zu aktivieren.

3. Versuchen Sie eine
Hüftbeugerdehnung: Treten Sie mit
einem Fuß nach vorne in eine
Ausfallschrittposition, halten Sie Ihr
hinteres Bein gerade und drücken Sie
Ihre Hüften nach vorne. Dies kann

helfen, Ihre Hüftbeuger zu dehnen.
Halten Sie die Dehnung auf jeder
Seite 20 bis 30 Sekunden lang, um
Ihre Hüftbeuger effektiv zu dehnen
und die Spannung zu lösen.

4. Beginnen Sie auf allen Vieren mit
gerader Wirbelsäule. Rollen Sie Ihren
Rücken sanft wie eine Katze nach
oben und halten Sie ihn einige
Sekunden lang. Senken Sie
anschließend Ihren Bauch zum Boden,
sodass eine Kuhstellung entsteht.
Diese Übung ist hervorragend
geeignet, um die Flexibilität und Kraft
der Wirbelsäule und der Hüften zu
steigern und die Rumpfmuskulatur zu
aktivieren.

Für Sicherheit sorgen

Für ein Aufwärmtraining, das
Sicherheit und Effektivität maximiert,
ist es wichtig, auf die richtige Form
und Ausrichtung zu achten und
häufige Fehler zu vermeiden, die zu
Verletzungen führen können.

Richtige Technik und Körperhaltung

1. Achten Sie auf die richtige

Ausrichtung der Wirbelsäule: Bei Aufwärmübungen ist es wichtig, sich darauf zu konzentrieren, die Wirbelsäule in einer geraden Position zu halten. Dadurch wird die Belastung Ihres Rückens und Beckens minimiert. Achten Sie auf Ihre Haltung und aktivieren Sie Ihre Rumpfmuskulatur, um Ihrer Wirbelsäule Stabilität zu verleihen.

2. Konzentrieren Sie sich auf kontrollierte Bewegungen: Es ist wichtig, Aufwärmübungen mit kontrollierten und bewussten Bewegungen durchzuführen. Vermeiden Sie plötzliche oder abrupte Bewegungen, die Ihre Muskeln oder Gelenke belasten könnten. Es ist wichtig, sich während der Übungen auf die richtige Technik und Ausrichtung zu konzentrieren. Dadurch erreichen Sie maximale Effizienz und minimieren gleichzeitig das Verletzungsrisiko.

3. Achten Sie auf Ihren Körper: Achten Sie auf etwaige Beschwerden oder Schmerzen, die während der Aufwärmübungen auftreten können. Wenn Sie eine Verschlimmerung

bestehender Verletzungen oder übermäßige Spannung verspüren, nehmen Sie Anpassungen vor oder stoppen Sie die Bewegungen vollständig. Es ist entscheidend, dass Ihre Sicherheit an erster Stelle steht und Sie potenzielle Verletzungen vermeiden, indem Sie innerhalb Ihres persönlichen Bewegungsbereichs und Ihres Komfortniveaus bleiben.

Tipps zur Vermeidung häufiger Fehler und Verletzungen

1. Aufwärmen vernachlässigen: Ein häufiger Fehler besteht darin, die Wichtigkeit des Aufwärmens zu ignorieren oder es hastig durchzuführen, ohne auf Form und Technik zu achten. Das Auslassen des Aufwärmens kann Ihr Verletzungsrisiko erhöhen und Ihr Leistungspotenzial während des Trainings einschränken.

2. Vorsicht beim Dehnen: Es ist wichtig, Überdehnungen oder federnde Bewegungen während des Aufwärmens zu vermeiden. Diese Aktionen können die Muskeln unnötig belasten und das Verletzungsrisiko

erhöhen. Konzentrieren Sie sich stattdessen auf sanfte, kontrollierte Dehnübungen, um Flexibilität und Beweglichkeit schrittweise zu verbessern.

3. Achten Sie auf Ungleichgewichte: Es ist wichtig, während der Aufwärmphase auf Muskelungleichgewichte oder -schwächen einzugehen. Werden sie vernachlässigt, kann dies zu falschen Bewegungsmustern und einem erhöhten Verletzungsrisiko führen. Integrieren Sie bei Bedarf Korrekturübungen oder Modifikationen, um Ungleichgewichte auszugleichen und eine optimale Muskelaktivierung zu fördern.

4. Mangelnde Abwechslung: Es ist wichtig, Abwechslung in die Aufwärmübungen zu bringen. Indem Sie eine Vielzahl von Übungen einbauen, die auf unterschiedliche Muskelgruppen und Bewegungsmuster abzielen, können Sie vermeiden, jedes Mal dieselbe Routine auszuführen. Dadurch wird eine gründliche Vorbereitung des Körpers sichergestellt und das Risiko

von Überlastungsverletzungen minimiert.

Indem Sie die Bedeutung einer umfassenden Aufwärmroutine betonen, die sanfte Bewegungen zum Aufwärmen der Hüftbeuger umfasst, sowie Sicherheitsmaßnahmen einhalten und häufige Fehler vermeiden, können Sie Ihren Körper richtig auf das Training vorbereiten und das Verletzungsrisiko minimieren. Wenn Sie verstehen, wie wichtig das Aufwärmen vor körperlicher Aktivität ist, kann dies die Leistung erheblich verbessern und dazu beitragen, gesunde Gelenke und langfristige Beweglichkeit zu erhalten.

KAPITEL 5

Yoga-Posen zur Lockerung der Hüftbeuger

Yoga-Stellungen sind unglaublich wirkungsvoll, um verspannte Hüftbeuger zu lockern und zu dehnen, die Flexibilität zu verbessern und die allgemeine Hüftgesundheit zu fördern. Lassen Sie uns nun fünf Yoga-Stellungen näher betrachten, die perfekt geeignet sind, um Ihre Hüftbeuger zu trainieren und Verspannungen in diesem Bereich zu lösen.

Tiefer Ausfallschritt (Anjaneyasana)

Befolgen Sie diese ausführlichen Anweisungen: Gehen Sie zunächst in kniender Position auf die Matte. Setzen Sie Ihren rechten Fuß zwischen Ihre Hände nach vorne und achten Sie darauf, dass Ihr rechtes Knie direkt über Ihrem rechten Knöchel ausgerichtet ist. Schritt 3: Senken Sie Ihr linkes Knie auf die Matte und achten Sie darauf, dass es direkt unter Ihrer linken Hüfte ist. 4.

Üben Sie mit Ihren Fingerspitzen
Druck aus oder legen Sie Ihre Hände
zur Stabilität auf Ihren rechten
Oberschenkel. 5. Aktivieren Sie Ihre
Rumpfmuskulatur und neigen Sie Ihr
Becken leicht nach vorne, um die
Dehnung des linken Hüftbeugers zu
verstärken. Denken Sie daran, eine
richtige Haltung beizubehalten ,
indem Sie Ihre Brust hochhalten und
nach vorne schauen. Dadurch wird die
Wirbelsäule gestreckt und eine gute
Ausrichtung
gefördert. 7. Halten Sie die Stellung
30 Sekunden bis 1 Minute lang
Machen wir nun die gleiche Bewegung
auf der anderen Seite.

Tipps für Anfänger: - Für zusätzliche
Unterstützung und Polsterung können
Sie eine gefaltete Decke oder
Yogamatte unter Ihr hinteres Knie
legen.
- Verwenden Sie Yogablöcke als
nützliches Hilfsmittel, um Ihre Hände
zu stützen, falls Sie Schwierigkeiten
haben, den Boden zu erreichen. - Um
die Stabilität und den Halt zu
verbessern, wird empfohlen, die
Hände auf der Vorderseite Ihres
Oberschenkels zu halten.

Taubenstellung (Eka Pada
Rajakapotasana)

Hier sind einige Schritt-für-Schritt-
Anleitungen: Beginnen Sie, indem Sie
eine Tischposition auf der Matte
einnehmen. Schritt 2: Bewegen Sie
Ihr rechtes Knie in Richtung Ihres
rechten Handgelenks und legen Sie
Ihr rechtes Schienbein diagonal auf
die Matte.
3. Strecken Sie Ihr linkes Bein hinter
sich und achten Sie darauf, dass Ihre
Hüfte nach vorne zeigt. 4. Das
Beugen des rechten Fußes ist wichtig,
um die Sicherheit des Kniegelenks zu
gewährleisten. 5. Strecken Sie Ihre
Arme nach vorne und senken Sie
Ihren Oberkörper vorsichtig in
Richtung Matte. Finden Sie eine
bequeme Position, um Ihre Unterarme
oder Ihre Stirn abzulegen. 6. Nehmen
Sie eine bequeme Position ein und
atmen Sie tief ein, sodass Sie die
Dehnung in Ihrem rechten Hüftbeuger
und Ihrer äußeren Hüfte vollständig
spüren.
7. Halten Sie die Pose 1–2 Minuten
lang und betonen Sie, wie wichtig es
ist, tief durchzuatmen und jegliche

Spannung zu lösen. 8. Zum Lösen drücken Sie leicht auf Ihre Hände und heben Ihre Brust an, dann kehren Sie sanft in die Tischposition zurück. Lassen Sie uns nun dieselbe Bewegung auf der anderen Seite ausführen.

Modifikationen und Variationen: - Unterstützung und Erhöhung können verbessert werden, indem Sie eine gefaltete Decke oder ein Kissen unter die Hüfte des gebeugten Beins legen.
- Integrieren Sie Yogablöcke, um Ihren Händen zusätzliche Höhe und Stabilität zu verleihen.
- Um die Dehnung zu verstärken, strecken Sie Ihre Arme nach vorne und senken Sie Ihre Brust allmählich in Richtung Matte.

Brückenstellung (Setu Bandhasana)

Hier einige ausführliche Anweisungen: 1. Legen Sie sich zunächst auf den Rücken, beugen Sie die Knie und stellen Sie die Füße hüftbreit auseinander. Halten Sie dabei Ihre Fersen dicht an Ihren Sitzknochen. 2. Drücken Sie mit den Füßen nach oben und heben Sie die Hüfte zur Decke, wobei Sie Gesäß- und Oberschenkelmuskulatur aktivieren. 3. Legen Sie die Hände unter die Hüfte oder halten Sie sie an den Seiten, die Handflächen zeigen nach unten. 4. Rollen Sie die Schultern nach hinten und unten, öffnen Sie die Brust und strecken Sie den Hals. Denken Sie daran, die richtige Ausrichtung beizubehalten, indem Sie die Knie auf einer Linie mit den Knöcheln halten und vermeiden, sie nach außen zu strecken. 6. Halten Sie die Pose 30 Sekunden bis 1 Minute lang und konzentrieren Sie sich dabei auf eine tiefe, gleichmäßige Atmung. 7. Um die Übung abzuschließen, senken Sie die Hüfte sanft auf die Matte und ziehen Sie die Knie in Richtung Brust.

Vorteile und Hinweise: Die Brückenpose ist dafür bekannt, dass sie die Hüftbeuger, Gesäß- und Oberschenkelmuskulatur stärkt und gleichzeitig Brust und Schultern sanft öffnet.
- Es ist wichtig, während der Übungen die richtige Form beizubehalten, um Verspannungen in der Wirbelsäule zu vermeiden. Achten Sie darauf, dass

Sie Ihren unteren Rücken nicht
übermäßig krümmen oder Ihre Hüften
zu hoch heben. - Für Menschen mit
Nacken- oder Schulterproblemen wird
empfohlen, die Arme an den Seiten zu
halten, anstatt die Finger zu
verschränken.

Schmetterlingshaltung (Baddha
Konasana) ist eine wunderbare Yoga-
Pose, die zahlreiche Vorteile für
Körper und Geist bieten kann. Um
diese Pose richtig auszuführen, ist ein
gewisses Maß an Erfahrung
erforderlich. Daher ist es wichtig,
vorsichtig an die Pose heranzugehen
und sich von einem qualifizierten
Lehrer anleiten zu lassen. Bei
richtiger Ausführung kann die
Schmetterlingspose dabei helfen, Ihre
Hüften zu öffnen, Ihre inneren
Oberschenkel zu dehnen und Ihre
Flexibilität zu verbessern. Hier

sind einige Schritt-für-Schritt-
Anleitungen:
1. Setzen Sie sich mit aufrechtem
Rücken und ausgestreckten Beinen
auf die Matte.
2. Beugen Sie die Knie und bringen
Sie die Fußsohlen zusammen, sodass

Ihre Knie seitlich fallen. 3. Halten Sie Ihre Füße oder Knöchel mit den Händen. 4. Spannen Sie Ihre Körpermitte an und bewegen Sie Ihre Knie sanft auf und ab, wie die Flügel eines Schmetterlings. 5. Halten Sie Ihre Wirbelsäule lang und offen über Ihrer Brust und vermeiden Sie, Ihren Rücken zu krümmen. 6. Halten Sie die Pose 1–2 Minuten lang und atmen Sie während der Dehnung tief durch und entspannen Sie sich. 7. Zum Lösen bringen Sie Ihre Knie sanft zusammen und strecken Sie die Beine vor sich. Vorteile und häufige Fehler: Die Schmetterlingshaltung ist eine großartige Übung, die auf die Innenseiten der Oberschenkel, die Leistengegend und die Hüftbeuger abzielt und dabei hilft, die Hüftbeweglichkeit zu verbessern. - Wenn Sie ein Unbehagen oder eine Spannung in Ihren Hüften spüren, vermeiden Sie es am besten, Ihre Knie in die Matte zu drücken. - Es ist wichtig, die richtige Ausrichtung beizubehalten, indem Sie die Wirbelsäule aufrecht halten und ein Hohlkreuz vermeiden.

Ananda Balasana – Glückliches Baby

Hier sind einige detaillierte Anweisungen: Legen Sie sich zunächst auf den Rücken, beugen Sie die Knie und stellen Sie die Füße flach auf die Matte. 2. Heben Sie die Füße zur Decke und halten Sie die Außenkanten Ihrer Füße mit den Händen fest. 3. Spreizen Sie die Knie weiter als Ihren Oberkörper und ziehen Sie sie sanft zu Ihren Achselhöhlen. Denken Sie daran, eine stabile Basis beizubehalten, indem Sie Ihr Steißbein festhalten und Ihre Wirbelsäule strecken. Nehmen Sie sich Zeit, um Spannungen in Ihren Schultern und Ihrem Nacken zu lösen. 5. Strecken Sie die Füße aus und drücken Sie die Fersen zur Decke, um die Dehnung zu verbessern. 6. Halten Sie die Pose 1–2 Minuten lang, atmen Sie tief und entspannen Sie sich während der Dehnung vollständig. 7. Lösen Sie zum Lösen sanft den Griff um Ihre Füße und senken Sie sie wieder auf die Matte.

Vorteile der glücklichen Baby-Pose für die Flexibilität der Hüftbeuger: Die glückliche Baby-Pose ist eine großartige Übung zur Verbesserung der Hüftbeugerflexibilität. Diese Pose dehnt die Innenseiten der Oberschenkel, die Leistengegend und die Hüftbeuger und hilft, Spannungen zu lösen und die Entspannung in diesen Bereichen zu fördern. Durch das Üben dieser Pose können Sie die Flexibilität und Beweglichkeit Ihres Hüftgelenks verbessern, indem Sie Ihre Hüften öffnen und Ihre Hüftbeuger dehnen.

Das Hinzufügen dieser Yoga-Posen zu Ihrem Trainingsprogramm kann helfen, verspannte Hüftbeuger zu lockern, die Flexibilität zu erhöhen und die Gesundheit Ihrer Hüfte zu verbessern. Es ist wichtig, auf die Signale Ihres Körpers zu achten, Ihre Posen bei Bedarf anzupassen und sich auf tiefes Atmen zu konzentrieren, um das Beste aus jeder Pose herauszuholen. Bei regelmäßiger Übung werden Sie eine deutliche Verbesserung im Bereich der Hüftbeuger feststellen. Ihre Beweglichkeit wird zunehmen, die Spannung wird abnehmen und Sie werden mehr Komfort erleben.

Übungen zur Stärkung der Hüftbeugemuskeln.

Starke Hüftbeugemuskeln sind entscheidend für die Verbesserung der Hüftstabilität, Beweglichkeit und des allgemeinen Wohlbefindens. Lassen Sie uns nun vier hochwirksame Übungen betrachten, die speziell darauf ausgelegt sind, Ihre Hüftbeugemuskeln gezielt zu trainieren und zu stärken.

Beinheben ist eine großartige Übung, um Ihre Bauchmuskeln zu trainieren. Sie können helfen, Ihren Rumpf zu stärken und Ihre allgemeine Stabilität zu verbessern. Das Einbeziehen von Beinheben in Ihr Trainingsprogramm kann sowohl für Anfänger als auch für Fortgeschrittene von Vorteil sein. Denken Sie daran, die richtige Form beizubehalten und Ihren Rumpf während der gesamten Übung anzuspannen, um maximale Wirksamkeit zu erzielen. Die

Beherrschung der richtigen Technik ist bei den Übungen entscheidend. Legen Sie sich zunächst mit gestreckten Beinen und an den Seiten ruhenden Armen auf dem Rücken. 2. Aktivieren Sie Ihre Rumpfmuskulatur, indem Sie Ihren Nabel in Richtung Wirbelsäule ziehen. 3. Heben Sie ein Bein vom Boden und halten Sie es gerade, bis es einen 45-Grad-Winkel zum Boden bildet. Schritt 4: Bringen Sie das Bein vorsichtig wieder in seine Ausgangsposition. Führen Sie dann die gleiche Bewegung mit dem anderen Bein aus. Für optimale Ergebnisse wird empfohlen, 2-3 Sätze mit 10-15 Wiederholungen mit jedem Bein durchzuführen.

Verschiedene Optionen für unterschiedliche Fitnesslevel:
- Modifizierte Version: Beugen Sie Ihre Knie leicht und versuchen Sie, Ihre Beine mit gebeugten Knien anzuheben, um die Übung weniger intensiv zu machen. - Für eine fortgeschrittenere Variante können Sie versuchen, ein kleines Gewicht oder eine Hantel am Knöchel Ihres Arbeitsbeins zu halten. Dies erhöht den Widerstand und stellt eine zusätzliche Herausforderung für die Hüftbeuger dar. Bergsteiger

sind eine großartige Übung, die Sie in

Ihre Routine einbauen können. Sie bieten ein anspruchsvolles Ganzkörpertraining, das mehrere Muskelgruppen anspricht. Durch die Beanspruchung von Rumpf, Armen und Beinen helfen Bergsteiger, Kraft, Ausdauer und allgemeine kardiovaskuläre Fitness zu verbessern. Das Hinzufügen von Bergsteigern zu Ihrer Trainingsroutine kann Ihnen helfen, Ihre Fitnessziele zu erreichen und zu trainieren.

Tipps für die richtige Form und Anweisungen: Beginnen Sie, indem Sie eine Plank-Position einnehmen, wobei Sie sicherstellen, dass Ihre Hände direkt unter Ihren Schultern sind und Ihr Körper von Kopf bis Fuß eine gerade Linie bildet.
2. Aktivieren Sie Ihre Rumpfmuskulatur und ziehen Sie ein Knie zur Brust, während Sie eine stabile Hüftposition und eine neutrale Wirbelsäulenausrichtung beibehalten.
3. Wechseln Sie schnell die Beine, indem Sie ein Knie zur Brust ziehen, während Sie das andere Bein nach hinten strecken. 4. Wechseln Sie weiterhin die Beine in einer schnellen Laufbewegung und achten Sie dabei

darauf, die richtige Plank-Position beizubehalten. Für optimale Ergebnisse wird empfohlen, 3 Sätze von 30 bis 60 Sekunden zu absolvieren und zwischen jedem Satz eine Pause von 15 bis 30 Sekunden einzulegen.

Entdecken Sie die Vorteile der Einbeziehung von Übungen, die auf Ihre Hüftbeuger und Ihren Rumpf abzielen: Bergsteiger sind ideal zur Stärkung Ihrer Hüftbeuger, da sie dabei helfen, Ihre Knie in Richtung Brust zu drücken. Diese Übung aktiviert auch die Rumpfmuskulatur, einschließlich des geraden und des queren Bauchmuskels abdominis , um Stabilität und Kontrolle während der Übung zu gewährleisten.

Stehende Hüftbeugemarsche sind eine hervorragende Übung, um Ihre Hüftbeugemuskeln zu trainieren. Sie können helfen, Ihre Hüftbeweglichkeit zu verbessern und Ihren Rumpf zu stärken.
Heben Sie ein Knie zur Brust, halten Sie dabei Ihren Rücken gerade und spannen Sie Ihren Rumpf an. Senken Sie Ihr Bein wieder ab und

wiederholen Sie die Übung auf der anderen Seite.

Detaillierte Anweisungen: 1. Behalten Sie eine aufrechte Haltung bei, wobei Ihre Füße einen angenehmen Abstand voneinander haben und Ihre Hände auf Ihren Hüften ruhen. 2. Heben Sie ein Knie zur Brust, halten Sie Ihre Wirbelsäule aufrecht und spannen Sie Ihren Rumpf an. 3. Halten Sie Ihr Knie für einen kurzen Moment auf Hüfthöhe angehoben. Schritt 4: Senken Sie Ihr angehobenes Bein sanft auf den Boden und heben Sie Ihr anderes Knie schnell zur Brust. 5. Wechseln Sie weiterhin die Beine in einer Gehbewegung, während Sie sich darauf konzentrieren, eine gute Haltung und Kontrolle beizubehalten. Für optimale Ergebnisse wird empfohlen, 2-3 Sätze mit 10-15 Wiederholungen mit jedem Bein durchzuführen. Die Bedeutung kontrollierter Bewegungen: - Es ist wichtig, während der Übung langsame und kontrollierte Bewegungen zu priorisieren, um die Hüftbeuger vollständig zu aktivieren und jegliche Ausgleichsbewegungen zu vermeiden. - Es ist wichtig, beim Anheben

Schwung zu vermeiden oder die Beine zu schwingen, da dies die Wirksamkeit der Übung verringern und die Verletzungsgefahr erhöhen kann.

Widerstandsbandübungen

, bei denen Bänder zur Erhöhung des Widerstands eingesetzt werden: - Befestigen Sie zunächst ein Ende eines Widerstandsbands an einem stabilen Ankerpunkt, beispielsweise einem Türrahmen oder einem stabilen Möbelstück. - Befestigen Sie das andere Ende des Bands um Ihren Knöchel und achten Sie dabei darauf, dass Sie sich in einem Abstand vom Ankerpunkt befinden, der die gewünschte Spannung im Band erzeugt. - Versuchen Sie, einige Hüftbeugeübungen in Ihre Routine einzubauen, beispielsweise Hüftbeugung im Stehen, Hüftabduktion oder sitzendes Beinheben mit Widerstandsbändern. Diese Übungen können Ihnen helfen, Ihre Hüftbeuger zu stärken und Ihre Gesamtfunktion zu verbessern.

Hier sind einige effektive Übungen zur

Stärkung Ihrer Hüftbeuger: 1. Stehen Sie aufrecht und legen Sie ein Widerstandsband um einen Knöchel und verankern Sie es hinter sich. Führen Sie die Übung durch, indem Sie Ihr Bein mithilfe eines Widerstandsbands nach vorne strecken und es dann in die Ausgangsposition zurückbringen. Für optimale Ergebnisse wird empfohlen, 2-3 Sätze mit 10-15 Wiederholungen mit jedem Bein durchzuführen. 2. Hüftabduktion: Stellen Sie sich seitlich vom Ankerpunkt auf, wobei das Widerstandsband um einen Knöchel gewickelt und hinter Ihnen verankert ist. Heben Sie Ihr mit dem Band befestigtes Bein seitlich vom Körper weg und kehren Sie in die Ausgangsposition zurück. 3. Beinheben im Sitzen : Setzen Sie sich auf einen Stuhl oder eine Bank, wickeln Sie das Widerstandsband um einen Knöchel und befestigen Sie es vor Ihnen. Heben Sie das Bein mit dem vor Ihnen ausgestreckten Band an, beugen Sie die Hüfte und kehren Sie in die Ausgangsposition zurück. Wenn Sie

diese Kräftigungsübungen in Ihr

regelmäßiges Trainingsprogramm einbauen, können Sie Kraft, Stabilität und Ausdauer in Ihren Hüftbeugemuskeln aufbauen. Beginnen Sie mit dem Schwierigkeitsgrad, der Ihrem Fitnessniveau entspricht, und steigern Sie sich allmählich, wenn Sie stärker werden und die Übungen besser beherrschen. Denken Sie daran, die richtige Form beizubehalten, Ihre Bewegungen zu überwachen und auf Ihren Körper zu hören, um Verletzungen vorzubeugen und optimale Ergebnisse zu erzielen.

DAS ENDE